BEI GRIN MACHT SICH IHR WISSEN BEZAHLT

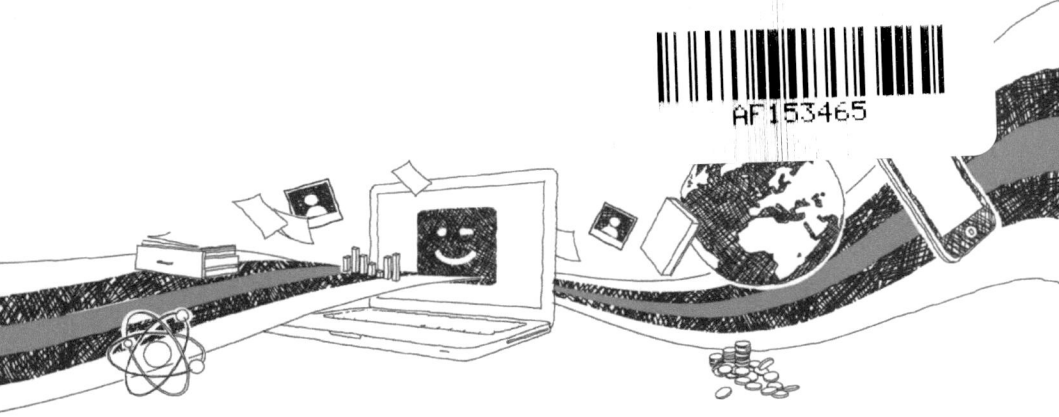

AF153465

- Wir veröffentlichen Ihre Hausarbeit,
  Bachelor- und Masterarbeit

- Ihr eigenes eBook und Buch -
  weltweit in allen wichtigen Shops

- Verdienen Sie an jedem Verkauf

Jetzt bei www.GRIN.com hochladen
und kostenlos publizieren

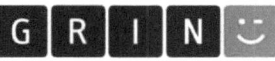

Kommunikation zwischen Pflegekraft und Patient. Theoretische Maßnahmen zur Verbesserung der Kommunikationsfähigkeit

Maximilian Aldick

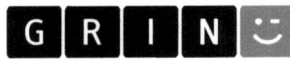

Bibliografische Information der Deutschen Nationalbibliothek:

Die Deutsche Nationalbibliothek verzeichnet diese Publikation in der Deutschen Nationalbibliografie; detaillierte bibliografische Daten sind im Internet über http://dnb.d-nb.de abrufbar.

ISBN: 9783346847720
Dieses Buch ist auch als E-Book erhältlich.

Druck und Bindung: Books on Demand GmbH, Norderstedt Germany
Gedruckt auf säurefreiem Papier aus verantwortungsvollen Quellen

Das vorliegende Werk wurde sorgfältig erarbeitet. Dennoch übernehmen Autoren und Verlag für die Richtigkeit von Angaben, Hinweisen, Links und Ratschlägen sowie eventuelle Druckfehler keine Haftung.

Das Buch bei GRIN: https://www.grin.com/document/1340900

FOM Hochschule für Ökonomie & Management
Essen

Bachelor-Studiengang Betriebswirtschaft & Wirtschaftspsychologie
Angestrebter Abschluss: Bachelor of Science (B. Sc.)

Seminararbeit
Qualitative Forschungsmethoden

über das Thema

Kommunikation zwischen Pflegekraft und Patient

Eine qualitative Inhaltsanalyse zweier Datenquellen nach Philipp Mayring

Abgabedatum: 03.08.2018

Eingereicht von: Aldick, Maximilian

Sommersemester 2018: 3. Fachsemester

Inhaltsverzeichnis

1 Abstract

Die folgende Arbeit thematisiert die Kommunikation zwischen Patienten und Pflegekräften. Es ergibt sich automatisch die Frage, ob und wie sich diese verbessern lässt. Zu diesem Zweck werden zwei Datenquellen durch die qualitative Inhaltsanalysetechnik nach P. Mayring analysiert und zusammengefasst. Die vorliegenden Datenquellen befassen sich mit den grundlegenden Fragen der Vermittlungsfunktion von Pflegepersonal sowie der Stärkung der kommunikativen Kompetenz. Die Arbeit gibt außerdem einen Überblick über zwei Kommunikationstheorien, die zur Verbesserung von Kommunikation mit den Datenquellen in Zusammenhang gebracht werden. Bei den Theorien handelt es sich zum einen um das Modell der fünf Axiome nach Watzlawick, Beavin und Jackson (1967) sowie um das Vier-Seiten Modell der Kommunikation nach Schulz von Thun (1981), zusammen bilden sie die Grundlagen der Analyse der Datenquellen. Im Schlussteil wird aus dem gewonnenen Material der Datenanalyse ein Fazit mit Handlungsempfehlung gebildet. Daraus ergibt sich ein Rahmen, an dem sich Pflegekräfte orientieren können, um ihre Kommunikationsfähigkeit zu schulen.

2 Einleitung

„Man kann nicht nicht kommunizieren"[1] diesen Satz, geprägt von Watzlawick, Beavin und Jackson, hat sicher jeder von uns schon einmal gehört. Doch was genau ist eigentlich Kommunikation, welche berühmten Kommunikationstheorien gibt es und was bedeutet Kommunikation im heutigen Kontext von Pflegeberufen, insbesondere in der Kommunikation zwischen Pflegepersonal und Patient? Diese und einige weitere Aspekte werden in der folgenden Seminararbeit thematisiert. Kommunikation wird in „Dorsch - Lexikon der Psychologie" des Verlags hogrefe beschrieben als ein „Prozess, in dem ein Individuum bzw. eine Gruppe von Individuen Informationen über Ideen, Gefühle und Absichten einer anderen Person bzw. einer Gruppe von Personen übermittelt."[2] Dabei ist mehr als die reine Informationsvermittlung Teil der Kommunikation. Sie beinhaltet vor allem emotionale, motivationale und soziale Faktoren. Des Weiteren verfügt Kommunikation über verschiedene Funktionen, beispielsweise bei der Entscheidungsvorbereitung und man unterscheidet zwischen verbaler und nonverbaler Kommunikation.[3]

Da Kommunikation letztendlich ein Informationsaustausch zwischen mindestens zwei Medien oder Parteien ist, gibt es natürlich unterschiedliche Arten von Kommunikation in einem Krankenhaus, je nachdem, wo Kommunikation stattfindet. Das Gabler Wirtschaftslexikon unterscheidet beispielsweise folgende Kommunikationsformen: „Face-to-face-Kommunikation, Gruppenkommunikation, organisationale Kommunikation und Telekommunikation".[4] Die folgenden Ausführungen zum Thema Kommunikation in dieser Seminararbeit beziehen sich dabei auf die Face-to-face-Kommunikation, da die Beziehung zwischen Pflegekraft und Patient thematisiert wird. Die Effizienz einer Organisation ist laut dem „onpulson Wirtschaftslexikon" maßgeblich von der Qualität des kommunikativen Austausches abhängig.[5] Aber was passiert, wenn der kommunikative Austausch in

---

[1] *Watzlawick, Paul, Beavin, Janet, Jackson, Don* (Kommunikation, 2010): Menschliche Kommunikation: Formen, Störungen, Paradoxien. 12. Aufl., Bern: hogrefe, S. 58-60
[2] Dorsch Lexikon der Psychologie, Verlag: hogrefe
https://m.portal.hogrefe.com/dorsch/kommunikation/ (Zugriff 7. Juni 2018 14:22 Uhr)
[3] Siehe Fußnote 2
[4] Gabler Wirtschaftslexikon das Wissen der Experten
https://wirtschaftslexikon.gabler.de/definition/kommunikation-37167 (Zugriff 9. Juni 2018 17:41 Uhr)
[5] onpulson Wirtschaftslexikon
https://www.onpulson.de/lexikon/kommunikation/ (Zugriff 9. Juni 2018 18:00 Uhr)

einem Krankenhaus nicht richtig funktioniert? Dann kann es zu Fehlern kommen, wie in dem folgenden geschilderten Beispiel des Patienten X. Ein Freund F des Patienten X wollte diesen auf der Station anrufen, konnte ihn aber nicht erreichen. Daraufhin fragte Freund F das Pflegepersonal, welches erwiderte, dass der Patient X anscheinend entlassen wurde. Jedoch konnte Freund F Patient X auch unter seiner Mobilfunk- bzw. Festnetzverbindung nicht erreichen, weshalb Freund F die Polizei alarmierte, die daraufhin die Wohnungstür des Patienten X aufbrach. Es stellte sich heraus, dass das Pflegepersonal, welches dem Freund F die Information gegeben hatte, dass Patient X entlassen worden sei, nicht darüber informiert war, dass Patient X während der Nachtschicht des Pflegepersonals, nur auf eine andere Station verlegt worden war und nicht entlassen wurde. Der entstandene Schaden des Polizeieinsatzes betrug 2000 Euro[6].

Dieses Beispiel soll verdeutlichen, welche Probleme entstehen können, wenn unzureichende Kommunikation in der Institution Krankenhaus besteht. Wie Hans Wolfgang Hoefert in „Kommunikation als Erfolgsfaktor im Krankenhaus" deutlich macht, hat Kommunikation einen entscheidenden Einfluss auf verschiedene Aspekte eines Krankenhauses, beispielsweise auf die wirtschaftliche Situation, aber vor allem hängt Kommunikation eng mit der Patientenzufriedenheit zusammen.[7] Auch wenn die Patientenzufriedenheit laut einer Untersuchung der Bertelsmannstiftung aus dem Jahr 2018 insgesamt in deutschen Krankenhäusern relativ hoch ist, (bundesdurchschnitt: 79,3) ist doch auffällig, dass zum Beispiel „bei den Patienten in Nordrhein-Westfalen (…) die Zufriedenheit 2,4 Prozentpunkte unter der der Patienten in allen übrigen Krankenhäusern" liegt.[8]

Im Folgenden wird nun die Frage behandelt „Wie kann man die Kommunikation zwischen dem Personal in Pflegeberufen und den Patienten verbessern?" Dafür werden die fünf Axiomen nach Watzlawick, Beavin und Jackson (1967)[9] sowie das Vier-Seiten Modell der Kommunikation nach Schulz von Thun (1981)[10] dargestellt

---

[6]Beispiel aus eigener Erfahrung im Rahmen einer Ausbildung zum Gesundheits- und Krankenpfleger in einem Krankenhaus in Nordrhein-Westfalen
[7]*Hoefert, Hans Wolfgang* (Kommunikation im Krankenhaus, 2008) Kommunikation als Erfolgsfaktor im Krankenhaus, Heidelberg: medhochzwei, 2008
[8]*Zich, Karsten, Tisch, Thorsten* (Patientenzufriedenheit, 2018): Krankenhausqualität aus Patientensicht – Untersuchung auf Basis der PEQ-Daten der Weissen Liste, in: *Bertelsmannstiftung* (Hrsg.), 2018
[9] Siehe Fußnote 1
[10] *Schulz von Thun, Friedemann* (Kommunikation, 1981): Miteinander Reden. 1: Störungen und Klärungen. Reinbek bei Hamburg: Rohwohlt Verlag, 1981

und anschließend zwei Datenquellen mithilfe der qualitativen Inhaltsanalyse nach Mayring ausgewertet und analysiert. Zunächst wird der Theorieteil dieser Arbeit die Herleitung des Kommunikationsbegriffs in der Institution Krankenhaus darstellen und die beiden bereits genannten Theorien zur Kommunikation ausführen. Anschließend werden im Hauptteil die Ergebnisse der durchgeführten Inhaltsanalyse nach Mayring dargestellt. Abschließend folgt das Fazit, welches eine Handlungsempfehlung beinhaltet, wie die Kommunikation zwischen Pflegekraft und Patient verbessert werden kann.

3 Theoretischer Hintergrund

Wie schon Hugo von Hofmannsthal in seinem Chandos Brief (auch: Brief des Lord Chandos an Francis Bacon)[11] beschreibt, ist die Sprache, also Kommunikation, nicht gleich dem, was man zu sagen versucht. Dies wird beispielsweise auch in den Kommunikationstheorien von Watzlawick, Beavin und Jackson sowie in der Theorie von Schulz von Thun deutlich, wenn man sich anschaut, wie es nach diesen beiden Theorien zu Kommunikationsstörungen kommen kann.

Zum aktuellen Informationsstand der Thematik Kommunikation im Zusammenhang mit dem Gesundheitssektor, lässt sich feststellen, dass bereits Ratgeber sowie Fachliteratur zum Thema Kommunikation in Pflegeberufen existieren.[12] In Umfragen und Studien wird dennoch teilweise deutlich, dass die kommunikativen Fertigkeiten von Pflegekräften von Patienten als unzureichend erlebt werden können.[13] Dabei wird Kommunikation beispielsweise in einem Artikel der Fachzeitschrift „Das Krankenhaus" von Prof. Dr. Bernhard Schaller und Gaby Baller als „ein entscheidender und direkter Einflussfaktor auf die Qualität im Krankenhaus, der in seiner Bedeutung bisher nicht überall erkannt wurde"[14] beschrieben.

---

[11](1902): Ein Brief/Brief des lord Chendos an Francis Bacon http://gutenberg.spiegel.de/buch/ein-brief-997/1 (Zugriff 6. Juli. 2018 16:13 Uhr)
[12]*Matolycz, Esther* (Pflege, 2009): Kommunikation in der Pflege. Berlin, Heidelberg: Springer, 2009
[13]*Langewitz, Wolf et al.* (Kommunikationsdefizite, 2002): Kommunikation ist wesentlich – Defizite der Betreuung im Krankenhaus aus Sicht von Patientinnen und Patienten, Psychother Psych Med 2002; 52; 348-354
[14]*Schaller, Bernhard, Baller, Gaby* (Qualität, 2008): Der Zusammenhang zwischen guter Kommunikation und Qualität. Konsequenzen für eine erfolgreiche Unternehmensstrategie. In: *Das Krankenhaus*, 100 (2) 140-142

Bereits in der Einleitung dieser Seminararbeit wird deutlich, dass Kommunikation verschiedene Aspekte umfasst und verschiedene Funktionen hat. Da es ein entsprechend allgegenwärtiges und umfangreiches Konstrukt ist, ist es nicht möglich, eine Zusammenfassung über die vielfältigen und unterschiedlichen existenten Kommunikationstheorien zu verfassen. Im Folgenden liegt der Fokus dieser Seminararbeit auf den beiden bereits genannten Kommunikationsmodellen, die nun nacheinander vorgestellt werden.

3.1 Die fünf Axiome der Kommunikation

Die fünf Axiome der Kommunikation nach Watzlawick, Beavin und Jackson haben ihren Ursprung im Jahr 1967 und stellen heute noch einen essentiellen Beitrag für die Kommunikationsforschung dar.[15] Watzlawick et al. klärten zu Beginn ihrer Theorie wichtige Grundlagen, die für die Theorie von Belang sind und legten dann fünf Axiome fest, die das Wesen von Kommunikation beschreiben.[16] Um Watzlawicks Kommunikationstheorie allerdings vollends verstehen zu können, müssen zunächst einige Begriffe genauer definiert werden. Die erste Erläuterung bezieht sich auf das Begriffspaar „Verhalten" und „Kommunikation". Watzlawick et al. unterscheiden nicht zwischen diesen beiden Begriffen, sondern sie werden als gleichbedeutend angesehen und synonym verwendet.[17] Nach Watzlawick et al. stellt jegliches Verhalten auch immer Kommunikation dar. Da es kein Gegenteil von „Verhalten" gebe, sei es demzufolge auch unmöglich, nicht zu kommunizieren. Sobald sich also ein Mensch in irgendeiner Art verhalte, kommuniziere er auch gleichzeitig.

Im Folgenden werden die fünf Axiome sowie die Möglichkeit Kommunikation und damit das Verhalten von Menschen zu optimieren näher erläutert.

1. Axiom: „Man kann nicht nicht kommunizieren."[18]

Dieses Axiom besagt, dass jede Art von Verhalten etwas aussendet, was bei der empfangenden Person als Teil der Botschaft aufgenommen werden kann, verbal

---

[15]*Offermann, Nina*, (Axiome, 2000): Die Axiome des Paul Watzlawick, http://www.transparenz.net/paul-watzlawik/ (Zugriff 3. Juli 2018 16:28 Uhr)

[16] *Watzlawick, Paul, Beavin, Janet, Jackson, Don* (2007). Menschliche Kommunikation: Formen, Störungen, Paradoxien (11. Auflage). Bern: Huber. S.23

[17]*Noßack, Juliane* „Das Problem mit der Kommunikation" zitiert nach Paul Watzlawick Menschliche Kommunikation, S. 51

[18] *Görgen, Frank* (Kommunikationspsychologie, 2004): Kommunikationspsychologie in der Wirtschaftspraxis, München: Oldenbourg Verlag, 2004

oder nonverbal – also zum Beispiel Körpersprache mit Mimik und Gestik.[19]

2. Axiom: „Jede Kommunikation hat einen Inhalts- und einen Beziehungsaspekt.“[20] Der Inhaltsaspekt enthält dabei die Aufgabe Informationen zu vermitteln, der Beziehungsaspekt gibt hingegen Aufschluss über die Beziehung der sendenden und empfangenden Person. Dabei ist es wichtig zu berücksichtigen, dass der Beziehungsaspekt den Inhaltsaspekt bestimmt und somit eine Metakommunikation darstellt.[21]

3. Axiom: „Die Natur einer Beziehung ist durch die Interpunktion der Kommunikationsabläufe seitens der Partner bedingt.“[22]

In der Kommunikation zwischen zwei Personen herrscht ein Reiz- Reaktionsmuster. Das bedeutet, dass Kommunikation immer aus Ursache und Wirkung besteht, allerdings nicht festgelegt werden kann, wo der Ursprung einer Kommunikation liegt, da jeder Gesprächspartner die Kommunikation in einzelne Sequenzen unterteilt, sie also interpunktiert. Dies kann zu Problemen in der Beziehung einer Kommunikation führen, da jeder Kommunikant gegebenenfalls das Verhalten der anderen Person für sein eigenes Verhalten verantwortlich macht.[23]

4. Axiom: „Menschliche Kommunikation bedient sich analoger und digitaler Modalitäten.“[24]

Analoge Kommunikation umfasst das semantische Potential und erfordert keinerlei Syntax, sie findet vor allem auf der Beziehungsebene statt. Digitale Kommunikation hingegen weist eine komplexe und vielseitige Syntax auf und bezieht sich vor allem auf den Inhaltsaspekt der Kommunikation.[25]

5. Axiom: „Zwischenmenschliche Kommunikationsabläufe sind entweder symmetrisch oder komplementär, je nachdem, ob die Beziehung zwischen den Partnern auf Gleichheit oder Unterschiedlichkeit beruht.“[26]

---

[19] *Rogall-Adam, Renate, Josuks, Hannelore, Adam, Gottfried* (Pflegekommunikation, 2018): Professionelle Kommunikation in Pflege und Management, 3. Auflage, Hannover: Schlütersche
[20] Siehe Fußnote 18
[21] *Reinecke, Sven* (Watzlawick, 2008): Marktkommunikation – Wie Paul Watzlawick sie sehen würde, in: Marketing Review St. Gallen, Volume 25, Issue 1, S. 4-8, 2008
[22] http://www.conradgiller.de/kommunikation-in-scrum-teams/was-zum-lesen-wiki/paul-watzlawick-und-die-5-axiome/ (Zugriff 6. Juli 2018 19:15)
[23] *Willemse, Joop, von Ameln, Falko* (Interpunktion, 2018) Die Interpunktion von Interaktion und Kommunikation. In: Theorie und Praxis des systemischen Ansatzes. Berlin, Heidelberg: Springer, 2018
[24] https://www.studienkreis.de/deutsch/axiome-watzlawick-kommunikationsmodell/ (Zugriff 6. Juli 2018 19:15 Uhr)
[25] *Delhees, Karl* (Kommunikation, 1994) Was ist soziale Kommunikation? In: Soziale Kommunikation. Wiesbaden: VS Verlag für Sozialwissenschaften, 1994
[26] Siehe Fußnote 21

Dies bedeutet, dass sich in einer kommunikativen Situation die beiden Kommunikationspartner entweder auf Augenhöhe befinden (symmetrische Kommunikation) oder die Kommunikation ein Machtgefälle beinhaltet, also komplementär ist.

3.2 Das Vier-Seiten Modell der Kommunikation

Das zweite wichtige Modell, das in dieser Seminararbeit im Folgenden dargestellt wird, ist das Vier-Seiten Modell der Kommunikation von dem Psychologen und Kommunikationswissenschaftler Friedemann Schulz von Thun. Veröffentlicht wurde das Modell, das auch als Kommunikationsquadrat oder Vier-Ohren Modell bezeichnet wird, 1977 obwohl Schulz von Thun es schon 1974 für einen Einführungsvortrag in Kommunikation entwickelte.[27]

Schulz von Thun postuliert, dass zwischenmenschliche Kommunikation immer aus einem Sender und einem Empfänger besteht sowie dass jede Aussage vier gleichzeitige Botschaften beinhaltet, nämlich die Sachebene, die Selbstoffenbarung, die Beziehungsebene und die Appellseite.[28] Das bedeutet, dass eine Nachricht immer sowohl sachliche Information als auch eine Aufforderung enthält (Sachebene und Appell) sowie Information über den Sender selbst und seine Beziehung zum Empfänger (Selbstoffenbarungs- und Beziehungsebene). Die Beziehung von Sender und Empfänger ist insofern von Bedeutung, als dass hier zwei Aspekte vermittelt werden, zum einen enthält diese Ebene eine Einschätzung des Senders gegenüber dem Empfänger, also zum Beispiel, ob man den anderen schätzt oder missachtet, zum anderen ist die Qualität und das Vertrauen in der Beziehung relevant dafür, was der Sender auf der Sachebene bereit ist preiszugeben.[29] Missverständnisse bzw. Kommunikationsstörungen können nach dieser Theorie auftreten, wenn sich beispielsweise der Empfänger auf eine der vier Ebenen fokussiert und die anderen Ebenen außer Acht lässt (Fokus dauerhaft auf die Appellebene) oder aber, wenn Sender und Empfänger ihre Aufmerksamkeit auf

---

[27] https://www.schulz-von-thun.de/f-schulz-von-thun (Zugriff 6. Juli 2018 19:45 Uhr)
[28] *Schulz von Thun, Friedemann* (Kommunikation, 1981): Miteinander Reden 1: Störungen und Klärungen. Allgemeine Psychologie der Kommunikation. Reinbek bei Hamburg: Rowohlt. S. 25
[29] *Wingchen, Jürgen* (Gesprächsführung, 2006): Kommunikation und Gesprächsführung für Pflegeberufe. 2. Auflage, Hannover: Schlütersche, 2006, S. 30-31

unterschiedliche Ebenen richten und somit keine Kongruenz zwischen den Ebenen besteht.[30]

Die nun im methodisch-analytischen Teil folgenden Kategorien basieren sowohl auf den fünf Axiomen nach Watzlawick et al. als auch auf den vier Ebenen einer Nachricht nach Schulz von Thun.

4 Methodische Vorgehensweise

Zu Beginn der Inhaltsanalyse nach Mayring muss das zugrundeliegende Ausgangsmaterial gesichtet werden. Dabei gelangt der Forscher zu einer Gesamtübersicht über das Untersuchungsobjekt.

In diesem Fall besitzt die erste zugrundeliegende Datenquelle „Unterricht zum kommunikativen Handeln in Pflege- und Gesundheitsberufen", verfasst von Sabine Thomas, eine hohe Repräsentativität, da sie verschiedene wissenschaftliche Erkenntnisse und Verweise experimenteller Studien beinhaltet. Die zweite Datenquelle „Kommunikation: Pflegekräfte als Vermittler zwischen Arzt und Patient" ist ein Kurzinterview, dass mit Professor Kai Kahl, dem Oberarzt für Psychiatrie, Sozialpsychiatrie und Psychotherapie der medizinischen Hochschule Hannover, im Rahmen des Deutschen Pflegetages in Berlin 2018 durchgeführt wurde. Eine hohe Repräsentativität ist durch den Interviewten gegeben, da dieser durch sein anzunehmendes Fachwissen ein Experte auf diesem Gebiet ist.

Da die Quellen allerdings frei verfügbar im Internet sind, war der ökonomische Aufwand eher gering.

Die erste untersuchte Datenquelle ist eine Sachanalyse und Teil einer Unterrichtsvorbereitung mit dem Thema „Unterricht zum kommunikativen Handeln der Pflege- und Gesundheitsberufe".[31] Eingehende Recherche zu der Autorin Sabine Thomas hat nur die Information ergeben, dass sie als Dozentin am Landesinstitut für Schule in Bremen tätig ist. Der Titel der ersten Datenquelle lässt vermuten, dass die Autorin mit ihrem Text überwiegend Menschen ansprechen wollte, die beruflich oder ausbildungstechnisch im Gesundheitssektor verortet sind bzw. ggf. Auszubildende in Gesundheitsberufen unterrichten. Die formalen Charakteristika sind hier zu

---

[30] *Micholka-Metsch, Jutta, Metsch, Marc-Christopher* (Konfliktlösung, 2015): Strategien für die deutsch-chinesische Geschäftsbeziehung: Erfolgreich verhandeln und Konflikte lösen, Wiesbaden: Springer Fachmedien, 2015

vernachlässigen, da es sich weder um ein transkribiertes Interview noch um eine Gruppendiskussion handelt und der Text keine besonderen Eigenarten aufweist.

In der folgenden Betrachtung wird der Fokus auf dem thematischen Gegenstand des Textes liegen – also die Kommunikationsfähigkeit der Pflegekräfte mit Patienten beleuchten. Es wird eine Art Handlungsempfehlung entwickelt, die dazu beitragen soll die Kommunikation zwischen Patienten und Pflegenden zu verbessern. Diese Handlungsempfehlung ist jedoch nicht ausschließlich für den Bereich der Pflege nutzbar, sondern kann auch in anderen Bereichen, wie z.B. im Umgang mit Kunden im Einzelhandel, Anwendung finden. Der Fokus liegt im Folgenden allerdings auf dem Bereich der Pflege.

Eine theoriegeleitete Differenzierung der Fragestellung wurde aufgrund des Umfangs dieser Seminararbeit nicht durchgeführt. Im weiteren Verlauf wird nun das Ablaufmodell der Analyse festgelegt. In dieser Seminararbeit wurde ein deduktives Kategoriensystem gebildet, welches als Grundlage der Arbeit dient. Die Datenquelle wurde zusammengefasst und paraphrasiert. Anschließend wurde der Inhalt zunächst gekürzt und danach sortiert sowie letztendlich strukturiert. Es wird genau festgelegt, welche Maßeinheit des Materials zum Gegenstand der Analyse gemacht wird. Die kleinste Kodiereinheit ist hier ein Wort. Ein Satz ist eine Kontexteinheit und eine Auswertungseinheit. Die Typisierungsdimensionen sind die Handlungsvorschläge zur Kommunikationsverbesserung, die anhand des Textes herausgearbeitet wurden. Eine Kategorie besteht aus einer Definition, einem Ankerbeispiel mit einer Fundstellenbezeichnung sowie einer Kodierregel, um die genaue Zuordnung zu verdeutlichen.

Diese Kategorien wurden im Anschluss nach Häufigkeiten sortiert und lauten wie folgt:[32]

- Beziehungsebene
- Selbstoffenbarung
- Körpersprache
- Symmetrisch oder komplementär
- Sachebene
- Aktion Reaktion

---

[31] Vgl. Anhang 2 S1f

[32] Vgl. Anhang 3

- Appell

4.1 Ergebnisse der Interpretation

Im Folgenden werden die Ergebnisse des oben genannten Kategoriensystems dargestellt, erläutert und interpretiert.

1. Beziehungsebene (K2)

Wie in der zweiten Datenquelle (Dk2) berichtet wird, gibt es in Großbritannien für das Thema Beziehungsaufbau und Kommunikation eigens ausgebildetes Pflegepersonal.[33]

Soweit ist Deutschland noch nicht, doch auch in Deutschland wird der Beziehungsebene zwischen dem Patienten und der Pflegekraft eine sehr große Bedeutung zugestanden.[34] Es ist bekannt, dass jede Handlung, die eine Pflegekraft durchführt und die Art und Weise, wie die Pflegekraft sie durchführt, ein Teil der Kommunikation zwischen Pflegekraft und Patient ist.[35]

Nach Bischoff-Wanner ist es elementar für die Aufgaben der Pflegekraft, dass die Pflegekraft eine Beziehung zu dem Patienten aufbaut.[36] Nur so sei es der Pflegekraft möglich die körperlichen, geistigen, seelischen und auch die sozialen Bedürfnisse des Patienten zu erfüllen.[37]

Der Heilungsprozess des Patienten erfordere genau diese Komponenten, um schnellstmöglich und vollkommen erfolgen zu können. Sobald nur eines dieser Bedürfnisse nicht befriedigt sei, wirke sich dies negativ auf die anderen Aspekte aus. Daher seien die Konsequenzen umso schwerwiegender, wenn Pflegepersonal nicht individuell auf jeden Patienten eingehe, sondern die Aufgaben routinemäßig erledige und die Wünsche des Patienten ignoriere.[38]

Diese Art mit Problemen umzugehen sei wenig förderlich und deute darauf hin, dass die Pflegekraft wenig Empathie oder Mitgefühl dem Patienten entgegenbringe. Dies wiederum führe zu Unzufriedenheit beim Patienten, verlangsame den Heilungsprozess und reduziere das generelle Wohlbefinden des Patienten. Es gehe

---

[33] Vgl. Anhang 3 K2, Z. 16
[34] Vgl. Anhang 3 K2, Z. 1
[35] Vgl. Anhang 3 K2, Z. 3
[36] Vgl. Anhang 3 K2, Z. 4
[37] Vgl. Anhang 3 K2, Z. 5
[38] Vgl. Anhang 3 K2, Z. 8

aber in der Beziehung zwischen Pflegekraft und Patient auch nicht nur darum, dass alles harmonisiert werde, sondern es gehe darum, dass das Verhalten der Pflegekraft für den Patienten immer kongruent sei. Das bedeute, dass der Patient immer verstehe, warum eine Pflegekraft etwas so mache, wie sie für richtig halte und dass die Worte und das nonverbale Verhalten der Pflegekraft für den Patienten übereinstimmten.[39] Ebenso wichtig wie der Aufbau einer Beziehung und das kongruente Verhalten sei die professionelle Beendigung dieser Beziehung, sobald der Patient aus dem Pflegeverhältnis entlassen werde.[40] Andernfalls könne beispielsweise eine Freundschaft mit zugrundeliegender Abhängigkeit der früheren Patienten entstehen.

2. Selbstoffenbarung (K4)

Gesundheitsförderung beruht nicht nur auf Informationen und kognitivem Bewusstmachen von Abläufen.[41] Viel wichtiger ist es für das Pflegepersonal, sich auf die Vorstellungen, die Bedürfnisse und die vorliegenden Motive für Handlungen der Patienten einzulassen und gemeinsam einen Lösungsansatz zu verfolgen.[42]

Viele Pflegekräfte vergessen häufig, dass Patienten auch Menschen mit eigenen Einstellungen, Werten, Erfahrungen und Bedürfnissen sind.[43] Dabei ist das grundlegende Leitmotiv einer Pflegekraft nicht zu vergessen, dass man Menschen betreut, die Ängste haben oder Erfahrungen gemacht haben, die sie so handlungen lassen, wie sie es tun. Gerade bei Patienten mit Ängsten ist es als Pflegekraft sehr wichtig, sich zu öffnen und auf den Patienten und seine Ängste einzugehen, damit auch der Patient sich öffnen kann. Als Pflegekraft ist es außerdem wichtig, sich in die Lage des Patienten einzufühlen, um ihn zu verstehen.[44] Häufig kann man in einem Pflegeverhältnis zwischen Pflegekraft und Patient sehen, dass das Wohlbefinden in großem Maße davon abhängig ist, ob die Pflegekraft in der Lage ist sich selbst zu öffnen, um die individuellen Bedürfnisse, des Patienten, wahrzunehmen und ihr Handeln anhand dieser Gefühle bestimmen zu lassen.[45] Problematisch wird es, wenn eine Pflegekraft nicht die Fähigkeit besitzt, sich gegenüber einem Patienten öffnen zu können. Dies äußert sich durch Missachtung,

---

[39] Vgl. Anhang 3 K2, Z. 12
[40] Vgl. Anhang 3 K2, Z. 7
[41] Vgl. Anhang 3 K4, Z. 4
[42] Vgl. Anhang 3 K4, Z. 5
[43] Vgl. Anhang 3 K4, Z. 8
[44] Vgl. Anhang 3 K4, Z. 9
[45] Vgl. Anhang 3 K4, Z. 11

Ignoranz oder Demütigung hinsichtlich der seelischen Verfassung des Patienten durch die Pflegekraft.[46] Wenn eine Pflegekraft nicht bereit ist, sich dem Patienten gegenüber zu öffnen, entstehen darüber hinaus Missverständnisse und Misstrauen zwischen beiden Parteien. Außerdem verlangsamen diese zwischenmenschlichen Probleme den Heilungsprozess des Patienten. Des Weiteren ist es für den Heilungsprozess nicht förderlich, wenn der Patient offensichtliche Unruhen oder Hektik im Pflegeteam mitbekommt, oder wenn er bemerkt, dass die Pflegekräfte Bedauern für seine Situation empfinden.[47]Dies führe zu Unruhe oder Misstrauen des Patienten gegenüber dem Pflegeteam.

3. Körpersprache (K3)

Wie in der ersten Datenquelle angeführt, finden 60-90% der Kommunikation unter Menschen nonverbal statt, es kann zu Problemen in der Kommunikation kommen, wenn Patienten eine Inkongruenz im Verhalten der Pflegekraft wahrnehmen.[48] Umso wichtiger ist es, dass Pflegekräfte ihr eigenes kommunikatives Handeln immer wieder auf inkongruentes Verhalten, versteckte Botschaften die unabsichtlich mitgesendet werden, oder verdeckte Appelle überprüfen, um diese Störungen der Kommunikation zu vermeiden.[49] Das Problem, das auftritt, wenn dies nicht ständig reflektiert wird, ist, dass Patienten sich aufgrund der ungleichen Machtverteilung in der Patient-Pflege Beziehung noch hilfloser und ausgelieferter fühlen, als sie es aufgrund ihrer Erkrankung ohnehin schon tun.[50] So werde die Ungleichheit der Machtposition für den Patienten noch deutlicher und er könne beginnen zu resignieren und sich zurückzuziehen.

4. Symmetrisch oder komplementär (K6)

Es gibt zwei Gegenpole, die das Verhältnis der Kommunikationspartner in einer Interaktion beschreiben. In der symmetrischen Kommunikation befinden sich die Kommunikationspartner auf Augenhöhe. Bei komplementärer Kommunikation herrscht ein Machtgefälle bzw. es existiert eine Hierarchie. Die symmetrische

---

[46] Vgl. Anhang 3 K4, Z. 12
[47] Vgl. Anhang 3 K4, Z. 15
[48] Vgl. Anhang 3 K3, Z. 9
[49] Vgl. Anhang 3 K3, Z. 10
[50] Vgl. Anhang 3 K3, Z. 4

Kommunikation signalisiert dem Gegenüber einen offenen, freundlichen Austausch über Gefühle, Gedanken und Wahrnehmungen zwischen Patient und Pflegekraft.[51] Die Aufgabe, die von der Pflegekraft hier bewältigt werden müsse, sei es, den Patient in seiner Ganzheit zu sehen und sich auf eine offene Art und Weise und in freier Kommunikation, auf ihn und die Interaktion einzulassen. Dies habe die Folge, dass der Patient sich schneller auf die Pflegekraft und ihre Meinung einlasse. So sei es einfacher und angenehmer für beide eine Beziehung aufzubauen. Das Gegenteil einer symmetrischen Kommunikation ist eine komplementäre Kommunikation, also mit spürbarem Machtgefälle. Diese Art zu kommunizieren, signalisiere dem Patienten beispielsweise durch ungünstige Wortwahl, einen respektlosen oder geringschätzigen Tonfall sowie unpassende Gestik und Mimik Ablehnung und Aggressivität.[51][52] Das Problem ist hier, dass die Pflegekraft den Patienten nicht als gleichgestellten Partner ansieht, sondern der Meinung ist, sie müsse den Patienten bevormunden.

5. Sachebene (K1)

Die Kategorie „Sachebene" bezieht sich auf den Teil einer Nachricht zwischen Patient und Pflegekraft, der reine Sachinformationen enthält. Auch dieser Teil gewinnt an Bedeutung. Professor Kai Kahl, der geschäftsführende Oberarzt der Klinik für Psychiatrie, Sozialpsychiatrie und Psychotherapie der medizinischen Hochschule Hannover, sagte beim deutschen Pflegetag in Berlin, dass sich die Pflege als „Link zwischen der modernen Medizin und dem Patienten" versteht.[53] Die Pflege nimmt eine wichtige Rolle beim Sachinformationsaustausch zwischen Krankenhauspersonal und dem Patienten ein.[54] So lässt sich die Wichtigkeit der Sachebene in der Kommunikation zwischen Patient und Pflegekraft abbilden. Außerdem ist bei inhaltlichen Fragen der Patienten meist die Pflege die erste Ansprechinstanz, da Ärzte nicht immer sofort bei Fragen präsent sein können.

6. Aktion–Reaktion (K5)

In der Kommunikation ist es wichtig, dass man sich selber bewusst macht, dass sich das Gesagte und wie man es ausdrückt, direkt auf die folgende Reaktion des Gegenübers auswirken kann. Das Pflegepersonal weist eine größere Nähe zum

---

[51] Vgl. Anhang 3 K6, Z. 4

[52] Vgl. Anhang 3 K6, Z. 5
[53] Vgl. Anhang 2 S.2 Z. 4
[54] Vgl. Anhang 3 K1, Z. 5

Patienten auf, als beispielsweise Ärzte und kann daher besser Aussagen anpassen und steuern, da einfacher abgeschätzt werden kann, wie der Patient reagieren wird.[55] Die Pflegekraft kann also, durch die Nähe zum Patienten ihre Aktionen steuern, um eine gewollte Reaktion hervorzurufen. Dieses Aktions-Reaktionsschema kann offen auf alle Arten der Kommunikation angewendet werden.

7. Appell (K7)
Zu dieser Kategorie wurden in den Datenquellen keine Daten gefunden.

5. Fazit / Handlungsempfehlung

Zusammenfassend kann man sagen, dass die Beziehungsbildung und die Bereitschaft zur Selbstoffenbarung zwischen dem Patienten und der Pflegekraft wohl die wichtigsten Grundlagen sind. Wenn die Pflegekraft und der Patient nicht in der Lage sind, eine professionelle Beziehung zueinander aufzubauen, kann es enorme Probleme geben. Die Beziehung muss und sollte nicht unbedingt freundschaftlicher Natur sein, aber es sollte ein freundlicher und respektvoller Umgang herrschen, auf dessen Grundlage und Vertrauen man arbeiten kann. Durch diese Beziehungsbildung lernt außerdem jede der beiden Parteien, wie man sich in diesem Verhältnis dem anderen gegenüber verhalten kann. Wichtig ist allerdings auch, wenn die Zeit gekommen ist, diese professionelle Beziehung zu beenden. Der zweite mindestens genauso wichtige Punkt ist, dass sowohl der Patient als auch die Pflegekraft bereit sein müssen, sich dem anderen gegenüber zu öffnen. Auch hier müssen keine intimen Geheimnisse ausgetauscht werden, dennoch sollten beide miteinander darüber reden können, wie man sich die Zusammenarbeit oder die verschiedenen Prozesse miteinander vorstellen kann.

Jeder sollte außerdem offen für positive Kritik des anderen sein. Sowohl der Patient als auch die Pflegekraft sollten es schaffen oder lernen, mit konstruktiver Kritik des anderen umzugehen und diese auf ihr Handeln zu übertragen. Ganz besonders wichtig ist dies, wenn der Patient Ängste oder ähnliches verspürt. Wenn die Pflegekraft sich in so einer Situation dem Patienten gegenüber nicht öffnet und sich nicht in die Lage des Patienten einfühlt, kann sich die Beziehung zwischen Pflegekraft und Patient negativ verändern. So könnte sich beispielsweise ein Patient,

---

[55] Vgl. Anhang 3 K5, Z. 4

auf dessen Ängste nicht adäquat eigegangen wird, einer für ihn eigentlich wichtigen Untersuchung entziehen.

Der nächste wichtige Punkt, den man als Pflegekraft nicht vergessen sollte, ist die Körpersprache. Damit ist sowohl gemeint, dass man die Körpersprache des Patienten analysiert, als auch, dass man auf die eigene Körpersprache achtet. Man sollte nicht vergessen seine eigene Körpersprache immer wieder daraufhin zu überprüfen, wie man anderen gegenüber auftritt, welche Emotionen man transportiert etc. Wichtig ist hier, dass die Körpersprache übereinstimmend mit dem Inhalt, den man vermitteln will, ist. Außerdem sollte man dem Patienten gegenüber keine Körpersprache verwenden, die auf Unterwürfigkeit oder übermäßige Machtausnutzung schließen lässt. Allerdings ist es auch sehr wichtig auf die Körpersprache des Patienten zu achten, diese sollte ebenfalls nicht unterwürfig, traurig, aggressiv oder dominant sein. Wenn dies aber doch der Fall sein sollte, ist es wichtig auf diese, durch die Körpersprache, ausgedrückte Emotion angemessen zu reagieren.

Bei einer Kommunikation ist es des Weiteren wichtig, sich mit dem Patienten auf „Augenhöhe", also symmetrisch, zu unterhalten. Von einer Unterhaltung mit großem Machtgefälle, also komplementärer Kommunikation, ist abzuraten. Ausschließlich mit einer symmetrischen Kommunikationsform ist eine offene und ergebnisorientierte Kommunikation gewährleistet. Die Sachebene einer Kommunikation ist im Alltag der Pflegekräfte sehr wichtig, da Pflegekräfte die ersten Ansprechpartner der Patienten bei Nachfragen sind. Sie sind somit, sachlich gesehen, das Bindeglied des Informationsaustausches der Medizin zu den Patienten. Letztendlich sollte sich jede Pflegekraft regelmäßig bewusst machen, dass die Art und Weise wie man mit einem Patienten kommuniziert zu einer Reaktion führt. Die Kunst dahinter ist, die eigene Aussage sollte von der Pflegekraft so angepasst und übermittelt werden, dass diese genau die Reaktion beim Patienten hervorruft, die die Pflegekraft hervorrufen wollte.

Wenn all diese Argumente in einem Face-to-face Gespräch beachtet werden, fördert dies die Patientenzufriedenheit und hat so auch positive Auswirkungen auf den Heilungsprozess.

Anmerkung der Redaktion:
aus Gründen des Datenschutzes und des Urheberrechts wurden Anhang 1 und 2 entfernt.

Anhang3:Kategoriensystem

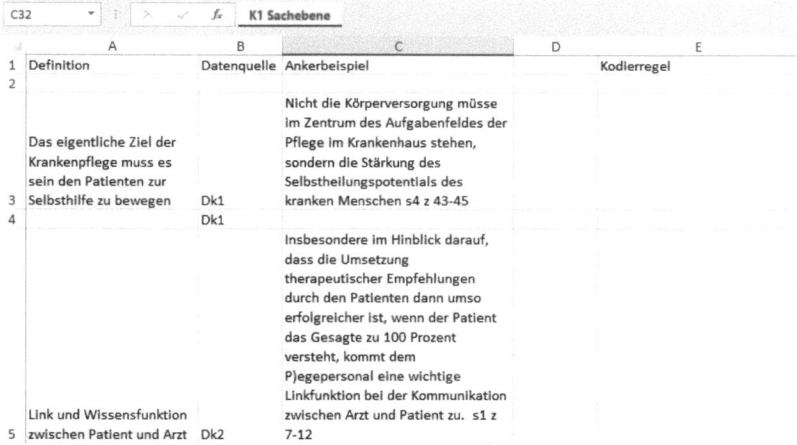

	C32	▼	×	✓	*fx*	K1 Sachebene	

	A	B	C	D	E
1	Definition	Datenquelle	Ankerbeispiel		Kodierregel
2					
3	Das eigentliche Ziel der Krankenpflege muss es sein den Patienten zur Selbsthilfe zu bewegen	Dk1	Nicht die Körperversorgung müsse im Zentrum des Aufgabenfeldes der Pflege im Krankenhaus stehen, sondern die Stärkung des Selbstheilungspotentials des kranken Menschen s4 z 43-45		
4		Dk1			
5	Link und Wissensfunktion zwischen Patient und Arzt	Dk2	Insbesondere im Hinblick darauf, dass die Umsetzung therapeutischer Empfehlungen durch den Patienten dann umso erfolgreicher ist, wenn der Patient das Gesagte zu 100 Prozent versteht, kommt dem P)egepersonal eine wichtige Linkfunktion bei der Kommunikation zwischen Arzt und Patient zu. s1 z 7-12		

	A	B	C	D	F
					Kodierregel
1	Definition	Datenquelle	Ankerbeispiel		
	zwischen Patient und PFK muss ein Austausch entstehen was nur mit einer zugrundeliegenden		Patient und Pflegende stehen also in einem Kommunikationsprozess, in dem zwischen ihnen eine Vielzahl von Botschaften		
2	Beziehung möglich ist	Dk1	ausgetauscht werden S6 Z34-35		Beziehungsaufbau
			Jegliches Handeln in einer Pflegesituation ist folglich immer auch Kommunikation und somit bedeutsam für die Gestaltung der Patient-		
3	Jede Handlung = Kommunikation	Dk1	Pflegenden Beziehung S4 z 36-37		Beziehungsaufbau
	Im Krankenhaus sein und arbeiten bedeutet ständige Kommunikation		nach Bischoff-Wanner, 1997 : Pflege ist ein zwischenmenschlicher Beziehungsprozess, in welchem Patient und Pflegekraft ihr Verhalten		
4	zwischen Patient und PFK	Dk1	gegenseitig beeinflussen s4 z 37-40		Beziehung halten
			Wenn Pflegende ihre Aufgabe, das geistige, körperliche, seelische und soziale Wohlbefinden eines Patienten zu fördern, ernst		
	wenn PFK dem Patient wirklich helfen will ist der		nehmen, muss die Gestaltung des Beziehungsprozesses einen entsprechenden		
5	Beziehungsaufbau elementar	Dk1	Stellenwert erfahren s5 z 11-13		Beziehungsaufbau
			Kern des Pflegens ist das Eingehen von		
6		Dk1	Beziehungen s5 z 14		Beziehungsaufbau
	Wichtig ist der Umgang mit Beziehung und Professionalität also auch beim Beenden einer		Der konstruktive Beginn, das Fortsetzen und Beenden einer sinnvollen Pflegebeziehung bildet somit auch das Fundament für die Pflege		
7	Beziehung	Dk1	s5 z 14-16		Wichtigkeit Beziehung Anfang und Ende
			Orlando verdeutlicht in ihren Ausführungen, dass viele pflegerische Handlungen den Patienten nicht wirklich helfen, da sie routinemäßig erfolgen und sich nicht auf die unmittelbaren von Patienten geäußerten		
8	Fehlende empathie oder	Dk1	Bedürfnisse beziehen s5 z 35-38		fehlende Beziehung
	fehlende Bereitschaft eine		Routinisierung und eine unpersönliche, kalte		
9	Beziehung aufzubauen	Dk1	Art und Weise der Pflegenden s6 z 6		fehlende Beziehung
			In diesem Kontext wurde immer wieder auf die zentrale Stellung der Patient-Pflegenden-Beziehung hingewiesen, in der Patient und		
	Beziehungsrollen PFK und Pat sind		Pflegearten verschiedene Rollen einnehmen		
10	unterschiedlich	Dk1	s6 z 22-23		Beziehung halten
			Eine partnerschaftliche Beziehung, in der der Patient als aktiver Partner angesehen wird, ermöglicht dem Patienten Eigenaktivität, Selbstbestimmung, Partizipation und Selbständigkeit, wobei die umfassende		
	Patient muss aktiv sein und PFK muss kommunikative Fachkompetenz haben um Patient		Information durch fachkompetente Pflegekräfte		
11	zu fördern	Dk1	vorausgesetzt wird s6 z 44-47		Beziehung halten
	Wenn die Beziehung gehalten werden soll muss das Verhalten der Pflegekraft für den Patienten		Wesentlich für Aufbau und Erhalt einer Beziehung zum Patienten ist kongruentes Verhalten, d.h. Übereinstimmung der Worte mit		
12	nachvollziehbar sein	Dk1	nonverbalen Signalen der Pflegenden s6 z 45-46		Beziehung halten
			Pflegende sollten bedenken, dass die seelische Verfassung eines Patienten ausschlaggebend dafür sein kann, wie pflegerisc hes Verhalten		
13		Dk1	von ihm erlebt wird s7 z 10-12		Beziehung halten
			Aktives Zuhören als wichtige Technik des helfenden Gesprächs sollte deshalb zum		
	Aktives Zuhören von der PFK		Handlungsrepertoire einer professionellen		
14	vorausgesetzt	Dk1	Pflegekraft zählen s7 z 30-31		Beziehung halten
			Die Einschätzung, d.h. das Erkennen der Bedürfnisse, Ressourcen und Probleme des		
	PFK und Pat brauchen gute Beziehung damit Patient jemanden hat bei dem er sich informationstechnisch auf den		Patienten durch Pflegekräfte, ist die Grundlage gezielter Pflegehandlungen zur Bedürfnisbefriedigung und somit zum angestrebten Wohlbefinden des Patienten s5 z		
15	neusten Stand bringen kann	DK2	36-39		Beziehungsaufbau
			In Großbritannien gibt es für diese auf kommunikativer Basis basierende therapeutische Unterstützung die so genannte		
	Es gibt für Gespräche eigens ausgebildetes Pflegepersonal in				
16	GBR	dK2	"Consulting Nurse". S2 Z8-9		Beziehungsaufbau
			nach Professor Kai Kahl, der gegenüber während Oberarzt der Klinik für Psychiatrie, Sozialpsychiatrie und Psychotherapie der Medizinischen Hochschule Hannover im Hinblick darauf lanciert auch		
17		dK2	zahlreiche netzbasierte Therapieangebote. S2 Z 13		keine Beziehung möglich

	A	B	C	D	E
1	Definition	Datenquelle	Ankerbeispiel		Kodierregel
2	abhängigkeitsverhältniss des pat	Dk1	Seine Situation ist nicht mit der eines Kunden zu vergleichen, da Patienten i.d.R. das Krankenhaus aufgrund gesundheitlicher Beeinträchtigungen aufsuchen und sich somit in einem Abhängigkeitsverhältnis gegenüber den Dienstleistern befinden s 6 z 26-29		Abhängigkeitsverhältnis
3	verhaltenserwartungen der PFK führt zu sich unterordnenden Pat	Dk1	Patienten werden mit bestimmten Verhaltenserwartungen und Vorstellungen seitens des Personals konfrontiert, die nicht selten zu ihnehmenden, eher passiven Patienten führen s6 z 26- 28		Abhängigkeitsverhältnis
4	ungleiche macht	Dk1	An die Rollen Patient - Pflegende ist eine ungleiche, komplementäre Beziehung gekoppelt s6 z 35-36		Ungleiche Macht
5	Kom.beziehung = machtgefälle	Dk1	Nach Watzlawick et al. (1996) implizieren komplementäre Beziehungen eine soziale Machtbeziehung s6 z 36-37		Ungleiche Macht
6	PFK macht sich den Pat so wie sie ihn braucht	Dk1	Typische Verhaltensweisen dieser komplementären Beziehung sind: Pflegende fragt - Patient antwortet; Pflegende befiehlt - Patient gehorcht; Pflegende lehrt - Patient lernt s6 z 38-40		Schlechter Einfluss der Pflegenden
7	durch komm. Gleichrangigkeit	Dk1	erachtet es an dieser Stelle als besonders wichtig, durch adäquate Kommunikation die menschliche Gleichrangigkeit zu betonen s6 z 41-42		Ungleiche Macht
8	Patient sollte durch Sprachsensibilität Achtung und Wertschätzung erfahren	Dk1	Dabei sollte der Patient in der Beziehungsbotschaft durch die Sprachsensibilität der Pflegenden Achtung und Wertschätzung erfahren s 6 z 42-44		Ungleiche Macht
9	60-90 % nonverbal	Dk1	Bedenkt man, dass "60% bis 90%" der Bedeutung einer bestimmten Botschaft auf nonverbale Art übermittelt wird (Arets et al., 1996, S.229), wird deutlich, dass inkongruentes Verhalten zu Misstrauen und Verwirrung führt s7 z 3-5		Deutlichkeit der Verh.
10	komm. Handeln ständig selbst überprüfen	Dk1	Umso wichtiger wird deshalb, dass Pflegende ihr kommunikatives Handeln ständig im Hinblick auf interpersonale Störungsquellen wie inkongruentes Verhalten, versteckte Botschaften, die auf der paralinguistischen bzw. nonverbalen Ebene mitgesendet werden oder verdeckte Appelle reflektieren, um zusätzliche Störungen zu vermeiden bzw. aufklären zu können s7 z 16-20		Selbstüberprüfung der PFK

	A	B	C	D	E
1	Definition	Datenquelle	Ankerbeispiel		Kodierregel
2					
3	Berufliche Zufriedenheit Offenheit Vertrautheit	Dk1	Ebenso korreliert die berufliche Zufriedenheit der Pflegenden mit einer von Offenheit und Vertrautheit geprägten Beziehung zum Patienten. S.4 Z 25-26		Wichtige Beziehung
4	Gesundheitsförderung beruht auf Verständnis für vorliegenden Motive und Einstellungen	Dk1	Gesundheitsförderung kann sich nicht allein auf Informationen und kognitives Bewusst machen von Abläufen und Zusammenhängen stützen, sondern sie muss auf einem Verständnis für die jeweils vorliegenden Motive und Einstellungen beruhen und dies in entsprechende Interventionen einbeziehen s5 z 5-7		willig Beziehung
5	Gemeinsamer Suchprozess und dabei auf die Vorstellungen des Erkrankten einlassen	Dk1	Ihrer Auffassung nach müssten sich Pflegende mit den Betroffenen auf einen gemeinsamen Suchprozess einlassen und dabei die Vorstellungen des Erkrankten über Welt, eigene Person und Erkrankung ernst nehmen s5 z 7-9		willig Beziehung
6	Mensch mit eigenen Einstellungen Werten und Erfahrungen	Dk1	Dabei steht der Patient mit seinen individuellen Bedürfnissen im Mittelpunkt des Interaktionsprozesses, die Pflegekraft ist Teil dieses Prozesses, als Mensch mit eigenen Einstellungen, Werten, Erfahrungen und Motiven s5 z24-26		Empathie
7	Fehlende Empathie der Pflegekraft	Dk1	Im Wahrnehmen und Erkennen der individuellen Bedürfnisse liegt jedoch häufig eine Schwierigkeit s5 z29-30		Fehlende Empathie
8	Patient nicht ganze Person	Dk1	dass viele Probleme gar nicht erst erkannt werden, wenn Pflegende den Patienten nicht als ganze Person wahrnehmen s5 z31-32		Ganze Person nicht nur Krankheit
9	In Patienten hineinversetzen	Dk1	Henderson fordert in diesem Zusammenhang, dass die Pflegende verpflichtet sei, so weit wie möglich "in die Haut des Patienten zu schlüpfen" um dem Bedürfnismuster des Patienten entgegenzukommen s5 z 33-35		willig Empathie
10	Beiderseitige Bereitschaft Gedanken und Gefühle zu reflektieren und mitzuteilen	Dk1	Voraussetzung sei die beiderseitige Bereitschaft, eigene Gedanken und Gefühle zu reflektieren und diese mitzuteilen s5 z41-42		Bereitschaft Empathie
11	Wohlbefinden hängt an der Fähigkeit der PFK individuelle Bedürfnisse des Patienten wahrzunehmn und ihr Handeln danach auszurichten	Dk1	In den Aussagen der hier erwähnten Theoretikerinnen wird deutlich, dass das Wohlbefinden des Patienten davon abhängt, ob Pflegende in der Lage sind, individuelle Bedürfnisse wahrzunehmen und ihr Handeln danach auszurichten. S5 z 42-45		willig Beziehung
12	Starker Versuch von Selbstschutz um z.B. Patienten nicht an sich ranzulassen	Dk1	Missachtung, Ignoranz und Demütigung hinsichtlich des seelischen Befindens der Patienten. S6 z 9-10		Selbstschutz der PFK
13	Kranke sind besonders feinfühlig bzgl. Gefühlen und können diese jedoch schwer einordnen und verstehen	Dk1	dass kranke Menschen besonders sensibel für Stimmungen sind und mit Signalen schlecht umgehen können, die sie nicht verstehen und einordnen können s7 z 1-2		wichtig Beziehung und Empathie
14	PFK sollte Situation des Patienten gut nachempfinden damit sie dementsprechend handeln kann	Dk1	Die Pflegekraft sollte also die Situation eines Patienten mit eingeschränkter Sinnesfähigkeit sehr genau kennen, um adäquat handeln zu können. S 7 z 23-25		Bereitschaft zur Empathie
15	PFK selbst können mit Hektik, Ärger im Team oder emotionaler Betroffenheit für Patienten zur Störquelle werden	Dk1	Pflegende selbst können ebenfalls durch ihre emotionale Verfassung Störquelle sein. Hektik, Ärger im Team oder emotionale Betroffenheit durch Patientenschicksale können dafür verantwortlich sein s7 z 32-34		Bereitschaft zur Empathie

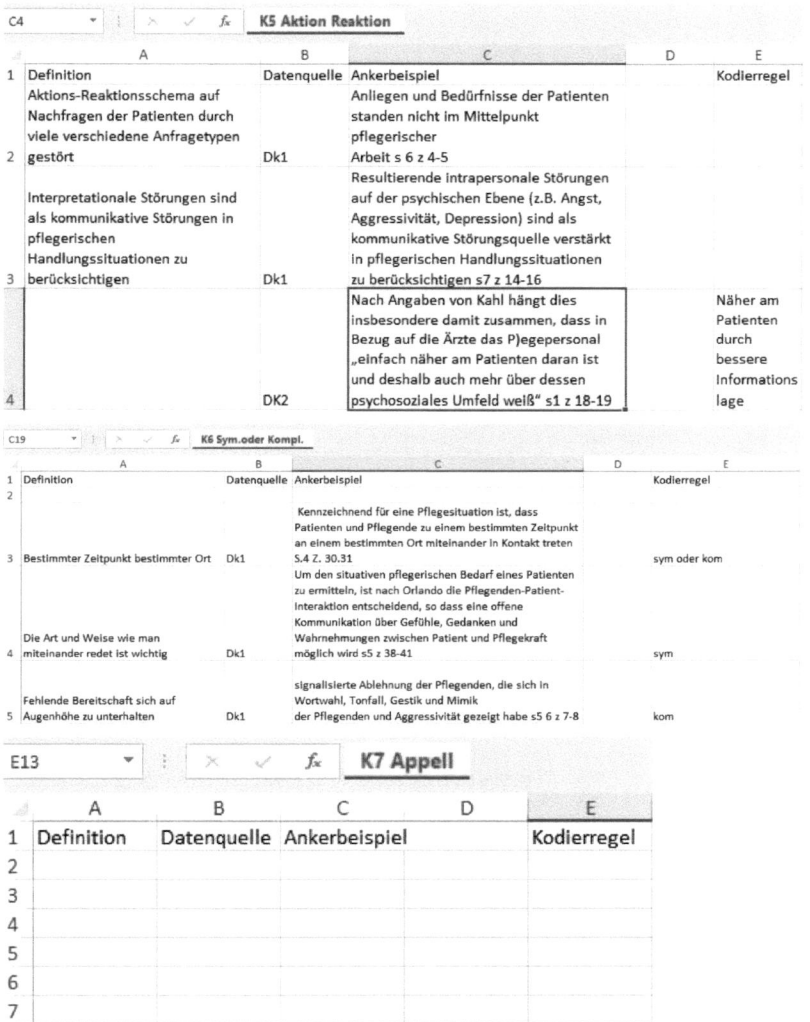

C4 | K5 Aktion Reaktion

	A	B	C	D	E
1	Definition	Datenquelle	Ankerbeispiel		Kodierregel
2	Aktions-Reaktionsschema auf Nachfragen der Patienten durch viele verschiedene Anfragetypen gestört	Dk1	Anliegen und Bedürfnisse der Patienten standen nicht im Mittelpunkt pflegerischer Arbeit s 6 z 4-5		
3	Interpretationale Störungen sind als kommunikative Störungen in pflegerischen Handlungssituationen zu berücksichtigen	Dk1	Resultierende intrapersonale Störungen auf der psychischen Ebene (z.B. Angst, Aggressivität, Depression) sind als kommunikative Störungsquelle verstärkt in pflegerischen Handlungssituationen zu berücksichtigen s7 z 14-16		
4		DK2	Nach Angaben von Kahl hängt dies insbesondere damit zusammen, dass in Bezug auf die Ärzte das P)egepersonal „einfach näher am Patienten daran ist und deshalb auch mehr über dessen psychosoziales Umfeld weiß" s1 z 18-19		Näher am Patienten durch bessere Informations lage

C19 | K6 Sym.oder Kompl.

	A	B	C	D	E
1	Definition	Datenquelle	Ankerbeispiel		Kodierregel
2					
3	Bestimmter Zeitpunkt bestimmter Ort	Dk1	Kennzeichnend für eine Pflegesituation ist, dass Patienten und Pflegende zu einem bestimmten Zeitpunkt an einem bestimmten Ort miteinander in Kontakt treten S.4 Z. 30.31		sym oder kom
4	Die Art und Weise wie man miteinander redet ist wichtig	Dk1	Um den situativen pflegerischen Bedarf eines Patienten zu ermitteln, ist nach Orlando die Pflegenden-Patient-Interaktion entscheidend, so dass eine offene Kommunikation über Gefühle, Gedanken und Wahrnehmungen zwischen Patient und Pflegekraft möglich wird s5 z 38-41		sym
5	Fehlende Bereitschaft sich auf Augenhöhe zu unterhalten	Dk1	signalisierte Ablehnung der Pflegenden, die sich in Wortwahl, Tonfall, Gestik und Mimik der Pflegenden und Aggressivität gezeigt habe s5 6 z 7-8		kom

E13 | K7 Appell

	A	B	C	D	E
1	Definition	Datenquelle	Ankerbeispiel		Kodierregel
2					
3					
4					
5					
6					
7					

Literaturverzeichnis

Delhees, Karl,
(Kommunikation, 1994) Was ist soziale Kommunikation? In: Soziale Kommunikation.
Wiesbaden: VS Verlag für Sozialwissenschaften, 1994

Görgen, Frank,
(Kommunikationspsychologie, 2004): Kommunikationspsychologie in der
Wirtschaftspraxis, München: Oldenbourg Verlag, 2004

Hoefert, Hans Wolfgang
(Kommunikation im Krankenhaus, 2008) Kommunikation als Erfolgsfaktor im
Krankenhaus, Heidelberg: medhochzwei, 2008

Langewitz, Wolf et al.
(Kommunikationsdefizite, 2002): Kommunikation ist wesentlich – Defizite der
Betreuung im Krankenhaus aus Sicht von Patientinnen und Patienten, Psychother Psych
Med 2002; 52; 348-354

Matolycz, Esther
(Pflege, 2009): Kommunikation in der Pflege. Berlin, Heidelberg: Springer, 2009

Micholka-Metsch, Jutta, Metsch, Marc-Christopher
(Konfliktlösung, 2015): Strategien für die deutsch-chinesische Geschäftsbeziehung:
Erfolgreich verhandeln und Konflikte lösen, Wiesbaden: Springer Fachmedien, 2015

Noßack, Juliane
„Das Problem mit der Kommunikation" zitiert nach Paul Watzlawick Menschliche
Kommunikation, S. 51

Reinecke, Sven (Watzlawick, 2008):
Marktkommunikation – Wie Paul Watzlawick sie sehen würde, in: Marketing Review St.
Gallen, Volume 25, Issue 1, S. 4-8, 2008

Rogall-Adam, Renate, Josuks, Hannelore, Adam, Gottfried

(Pflegekommunikation, 2018): Professionelle Kommunikation in Pflege und Management, 3. Auflage, Hannover: Schlütersche

Schaller, Bernhard, Baller, Gaby

(Qualität, 2008): Der Zusammenhang zwischen guter Kommunikation und Qualität. Konsequenzen für eine erfolgreiche Unternehmensstrategie. In: Das Krankenhaus, 100 (2) 140-142

Schulz von Thun, Friedemann

(Kommunikation, 1981): Miteinander Reden. 1: Störungen und Klärungen. Reinbek bei Hamburg: Rohwohlt Verlag, 1981

Schulz von Thun, Friedemann

(Kommunikation, 1981): Miteinander Reden 1: Störungen und Klärungen. Allgemeine Psychologie der Kommunikation. Reinbek bei Hamburg: Rowohlt. S. 25

Watzlawick, Paul, Beavin, Janet, Jackson, Don

(2007). Menschliche Kommunikation: Formen, Störungen, Paradoxien (11. Auflage). Bern: Huber. S.23

Watzlawick, Paul, Beavin, Janet, Jackson, Don

(Kommunikation, 2010): Menschliche Kommunikation: Formen, Störungen, Paradoxien. 12. Aufl., Bern: hogrefe, S. 58-60

Willemse, Joop, von Ameln, Falko

(Interpunktion, 2018) Die Interpunktion von Interaktion und Kommunikation. In: Theorie und Praxis des systemischen Ansatzes. Berlin, Heidelberg: Springer, 2018

Wingchen, Jürgen

(Gesprächsführung, 2006): Kommunikation und Gesprächsführung für Pflegeberufe. 2. Auflage, Hannover: Schlütersche, 2006, S. 30-31

Zich, Karsten, Tisch, Thorsten

(Patientenzufriedenheit, 2018): Krankenhausqualität aus Patientensicht – Untersuchung auf Basis der PEQ-Daten der Weissen Liste, in: Bertelsmannstiftung (Hrsg.), 2018

Internetquellen

Dorsch Lexikon der Psychologie, Verlag: hogrefe
https://m.portal.hogrefe.com/dorsch/kommunikation/ (Zugriff 7. Juni 2018 14:22 Uhr)

Gabler Wirtschaftslexikon das Wissen der Experten
https://wirtschaftslexikon.gabler.de/definition/kommunikation-37167 (Zugriff 9. Juni 2018 17:41 Uhr)

onpulson Wirtschaftslexikon
https://www.onpulson.de/lexikon/kommunikation/ (Zugriff 9. Juni 2018 18:00 Uhr)

(1902): Ein Brief/Brief des lord Chendos an Francis Bacon
http://gutenberg.spiegel.de/buch/ein-brief-997/1 (Zugriff 6. Juli. 2018 16:13 Uhr)

Offermann, Nina, (Axiome, 2000): Die Axiome des Paul Watzlawick,
http://www.transparenz.net/paul-watzlawik/ (Zugriff 3. Juli 2018 16:28 Uhr)

http://www.conradgiller.de/kommunikation-in-scrum-teams/was-zum-lesen-wiki/paul-watzlawick-und-die-5-axiome/ (Zugriff 6. Juli 2018 19:15)

https://www.schulz-von-thun.de/f-schulz-von-thun (Zugriff 6. Juli 2018 19:45 Uhr)